Cholera-Morbus

RELATION

STATISTIQUE ET PATHOLOGIQUE

DU

CHOLÉRA-MORBUS

DANS LE

QUARTIER DES INVALIDES.

RELATION
STATISTIQUE ET PATHOLOGIQUE
DU
CHOLERA-MORBUS
DANS LE
QUARTIER DES INVALIDES;

PAR J. GUICHARD,

DOCTEUR EN MÉDECINE DE LA FACULTÉ DE PARIS,
MÉDECIN DU BUREAU DE BIENFAISANCE DU DIXIÈME ARRONDISSEMENT,
ATTACHÉ AU POSTE MÉDICAL,
SECRÉTAIRE DE LA COMMISSION DE SALUBRITÉ
DU QUARTIER DES INVALIDES.

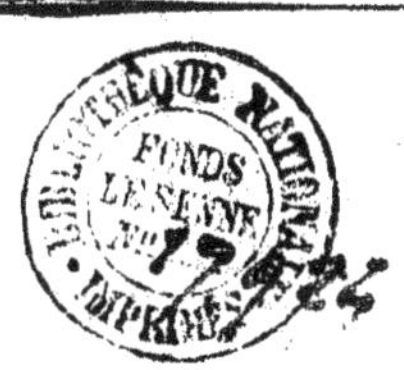

PARIS,
IMPRIMERIE DE LACHEVARDIERE,
RUE DU COLOMBIER, N° 30.
1832.

Quelque nombreux que soient les écrits sur le choléra-morbus asiatique, je pense que la publication des faits que j'ai été à portée de recueillir ne paraîtra pas superflue; je me serais dispensé de ce travail, si je n'avais été convaincu que je me suis trouvé placé mieux que tout autre, peut-être, pour rendre compte des ravages de cette épidémie.

L'immense population de la capitale est un obstacle pour bien connaître, non seulement la manière de vivre, mais encore le plus ou moins d'aisance de chaque famille. Le quartier des Invalides formant, pour ainsi dire, une petite ville à part, est devenu un champ tout spécial d'observations sûres, d'où j'ai pu déduire les conséquences applicables à la maladie qui l'a désolé. J'ajouterai encore que, secrétaire de la commission de salubrité, je me suis livré, avant l'épidémie, à des recherches sur l'hygiène publique et privée, et que, connaissant à l'avance toutes les causes qui pouvaient prêter leur influence au choléra, j'ai pu en suivre exactement les progrès et vérifier les craintes que les prévisions avaient fait naître.

Médecin de la Manufacture des Tabacs, attaché au poste médical, chargé par l'autorité de constater les décès, j'ai pu recueillir avec exactitude tous les faits de statistique qui m'ont paru les plus intéressans pour l'histoire de l'épidémie. Si je n'en présente pas les conséquences que j'en ai tirées sous la forme de tableaux, c'est que, à moins de données presque impossibles à se procurer, il entre toujours trop d'arbitraire dans ces appréciations par chiffres, pour que la publication de documens de ce genre soit vraiment utile.

RELATION

DU

CHOLERA-MORBUS

DANS LE

QUARTIER DES INVALIDES.

PREMIÈRE PARTIE.

STATISTIQUE.

De tous les quartiers de Paris où le choléra a éclaté, celui des Invalides, eu égard à sa population, est un de ceux où les ravages de l'épidémie ont été les plus nombreux et les plus terribles.

Avant cette époque funeste, ses habitans avaient cru devoir élever plusieurs fois des plaintes, en voyant que les faveurs de l'administration se dirigeaient rarement vers ce point éloigné du centre, se persuadant néanmoins qu'ils avaient les mêmes droits à participer aux améliorations qui affluent sans cesse vers les quartiers riches et brillans, et réclamaient seulement, à titre d'utilité, une part des superfluités pompeuses répandues dans la capitale des arts et de la civilisation.

Humble, sous ses grands arbres, délaissé, vivant à part comme banni de la grande cité, déchu des espérances fugitives qui lui destinaient aussi dés palais, la plupart de ses rues, de ses grandes places, de ses boulevarts et des avenues qui l'entourent sont restés dans l'insalubrité la plus déplorable et la plus dangereuse. Cette tache honteuse pour une grande ville atteste aux yeux les moins exercés le triste effet de l'union intime du luxe avec l'abandon, et de la coïncidence du faste et de l'ostentation. Les demandes plusieurs fois renouvelées et laissées sans résultat ont amené un découragement général, dans lequel ont été obligées de vivre les générations, et dont les habitudes ont fini par emprunter une teinte locale qui indique encore l'absence de l'éclat du jour.

Quelle responsabilité assumera les fautes dont chacun croit être en droit de se plaindre, et qui doit-on accuser, ou de nos institutions, si elles sont imprévoyantes, ou de nos besoins, s'ils sont portés au-delà des ressources? C'est à une sage économie politique à régler l'équilibre qui doit s'établir entre eux, pour que dans cette complication de besoins et de ressources, qui rendent les individus dépendans de tous les accidens de la nature, chacun sache entendre son intérêt propre, et puisse y obéir sans obstacle.

Cette nécessité s'est déjà fait sentir depuis plusieurs années par la facilité avec laquelle il a été possible de faire entrer dans les habitudes le besoin de concourir à une foule d'institutions philantropiques, et l'empressement des personnes éclairées atteste combien, en s'adressant aux sentimens généreux, on est sûr d'y trouver un utile appui.

La marche toujours croissante d'un fléau qui, des régions de l'Asie et du nord de l'Europe, s'avançait vers la France, éveilla la sollicitude du gouvernement, qui, dans la vue de diminuer le mal, puisqu'on ne pouvait le prévenir, institua dans chaque quartier des commissions de salubrité au mois d'août 1831.

Cette création, que la nécessité associa au conseil de salubrité de la ville de Paris, était composée de chimistes, de médecins, de pharmaciens, de notables, dont les fonctions étaient gratuites. Elle devait indiquer à l'administration les réparations urgentes de la voie publique, les moyens de faire disparaître les causes d'insalubrité, et insister sur les avantages qui résulteraient pour le bien-être commun de tel changement ou de telle mesure jusqu'alors négligé ou méconnu.

En choisissant des hommes qui jouissent de l'estime de leurs concitoyens, l'administration avait jugé que le seul moyen d'action dont ils avaient besoin pour être accueillis était celui de la persuasion; que leurs conseils et leur langage bienveillant suffiraient pour obtenir les meilleurs résultats.

Obéissant aux instructions qui lui avaient été données, la commission des Invalides se constitua immédiatement par les soins de M. le commissaire de police, en nommant son président et son secrétaire-rapporteur, chargé, outre la rédaction des différens rapports, de représenter sa commission devant celle d'arrondissement, et d'y donner tous les renseignemens nécessaires (1).

Les travaux dont elle avait à s'occuper se divisaient naturellement en deux parties : l'une, comprenait les améliorations d'un intérêt général; l'autre, embrassait les professions et les habitations particulières.

(1) La commission de salubrité du quartier des Invalides se composait de MM. Drappier, chimiste-manufacturier, Moreau, négociant, Deflandre, pharmacien, Enaux, médecin, Dhéré, médecin, Guichard, secrétaire-rapporteur, et M. le commissaire de police.

C'est ainsi que la voie publique devint l'objet d'un premier travail qui fut lu à la commission d'arrondissement au mois d'octobre 1831. Elle avait demandé la création de bornes-fontaines, pour imprimer aux eaux des ruisseaux un cours qu'elles n'ont jamais eu, afin que les matières putrescibles qu'ils contiennent fussent promptement entraînées. Elle avait demandé le pavage de plusieurs rues dont le sol, sans cesse dégradé par les voitures, forme des inégalités où les eaux ménagères croupissent, et donnent lieu à des exhalaisons méphytiques.

Elle eut besoin de signaler plusieurs fois à l'attention de l'autorité une vaste tranchée à ciel ouvert, située sur le quai d'Orsay, près la Manufacture des Tabacs, servant d'égout, où toutes les immondices se décomposaient à l'air libre, et fournissaient d'abondantes émanations insalubres. Les places, les avenues, les boulevarts qui avoisinent l'École-Militaire et l'Hôtel des Invalides, avaient présenté une foule de foyers d'infection, et non moins dangereux, sous cet autre rapport que, ces lieux n'étant point éclairés pendant la nuit, pouvaient occasioner des accidens graves, ainsi que cela est arrivé plusieurs fois dans l'égout découvert du quai d'Orsay.

Il faut que les charges immenses qui accablent la ville n'aient pas permis à l'autorité d'accueillir les plaintes et les justes réclamations de la commission; car, malgré ses instances opiniâtres, malgré l'insistance réitérée de M. Blavier, commissaire de police, et de M. Noël son successeur, cet égout n'a été fermé que quand l'épidémie a eu décimé les habitans des maisons voisines; et comme pour dédommager la commission de ses efforts, et justifier l'urgence de ses prévisions, aucun cas grave ne s'est manifesté pendant la recrudescence de l'épidémie dans cet endroit, bien qu'il ne donne asile qu'à des journaliers et à des indigens. Ce fut là l'unique fruit des travaux de la commission.

Cependant le temps pressait, et l'automne, si fécond pour le développement des maladies, faisait appréhender que le mal ne vînt à surprendre avant que toutes les améliorations urgentes aient pu être indiquées. Elle avait donc à cœur d'en finir avant l'arrivée du fléau dévastateur, et elle continua ses observations, encouragée par l'accueil de la commission d'arrondissement, qui avait choisi M. Double pour rapporteur de son premier travail.

Il restait encore à signaler les inconvéniens, les imperfections qui résultent des professions, et les vices nombreux des habitations particulières; et ce n'était que par la force de l'exemple qu'aurait pu donner l'administration que la commission pouvait espérer les détruire. Car, comment recommander avec succès la propreté aux habitans d'une maison devant laquelle on entretient un cloaque infect? c'est plutôt les encourager à continuer à vivre dans l'ordure, et les habituer à contempler sans répugnance leurs immondices et leurs saletés!

De grandes sources d'infection, plus disséminées, plus cachées que celles qui ont été mentionnées, entourant l'homme comme une seconde atmosphère, devinrent le sujet d'un second travail, que la commission s'empressa de terminer vers la fin de novembre 1831. Des investigations minutieuses, poussées avec activité dans l'intérieur des maisons, lui avaient révélé de graves désordres, provenant la plupart de l'insouciance si naturelle à l'homme, et de la malpropreté compagne inséparable du dénuement et de la misère. Aussi crut-elle devoir faire sentir à l'administration combien il était important que les classes populeuses fussent éclairées, combien les gouvernemens devaient s'attacher à imprimer aux populations des idées d'ordre et de propreté, comme étant l'un et l'autre un acheminement à la perfection sociale.

Des conseils, des avertissemens furent donnés et adressés aux locataires, et aux propriétaires dont les maisons avaient été rencontrées malpropres et reconnues insalubres, en leur indiquant les moyens de porter remède au mal, et de prévenir des accidens capables de compromettre leur santé; et quand des sollicitations réitérées demeuraient sans résultat, il fallut avoir recours à l'autorité compétente pour appliquer tous les moyens légaux qu'exigeait l'impérieuse nécessité des circonstances. Dans l'espace de deux mois et demi, la commission avait donc fait connaître ce qu'il y avait de plus urgent et de plus indispensable comme amélioration dans l'intérêt général, et de plus simple comme conseil hygiénique; et aujourd'hui que l'orage est passé, il est malheureusement prouvé qu'elle n'a rien signalé qui n'ait été recherché par l'épidémie.

Il n'est donc pas sans utilité d'examiner comment, dans un quartier bien aéré, bien régulièrement distribué, le choléra-morbus a fait tant de ravages; quelles sont les conditions particulières qu'il a rencontrées; comment des causes très communes ont aidé son génie destructeur; et s'il doit reparaître, les malheurs récens serviront d'avertissement; que du moins l'expérience serve de loi irrévocable, puisqu'il n'est donné à l'homme de devenir prudent qu'à force de calamités!

Le quartier des Invalides, situé sur la rive gauche de la Seine, comprend une étendue de territoire dont la surface, mesurée géométriquement, est de 2,787,375 mètres; sa population est évaluée à 20,167 âmes, ce qui donne pour chaque habitant un espace de 138 mètres 20 centimètres. Ses limites sont la rive gauche de la Seine, depuis le pont de la Concorde jusqu'à la barrière de la Cunette au nord et au nord-ouest; la rue de Bourgogne et le boulevard des Invalides pour le côté est; la rue de Sèvres hors boulevard, pour le sud, et le mur d'enceinte depuis la barrière de la Cunette jusqu'à celle de Sèvres, pour l'ouest.

Ce quartier se compose de trois sections distinctes: la première, dite le Gros-Caillou, agglomère la plus forte partie de la population, et est comprise entre l'Esplanade des Invalides et le Champ-de-Mars; la seconde est formée par les avenues, les boulevards qui entourent l'Hôtel des Invalides et l'École-Militaire; puis la troisième touche au faubourg Saint-Germain, depuis la Chambre des Députés jusqu'à la rue de Varennes.

Les principales rues sont celles de l'Université, Saint-Dominique, de Grenelle, qui, venant du faubourg Saint-Germain, traversent l'Esplanade et le Gros-Caillou dans toute son étendue jusqu'au Champ-de-Mars dans la direction de l'est à l'ouest. Toutes les autres rues qui les coupent ou qui les unissent sont dirigées du nord au sud; elles sont en général larges, droites, et bien aérées. De nombreux jardins particuliers et de vastes espaces libres ou cultivés, et plantés de grands arbres, le font considérer comme un quartier des plus salubres de la capitale. Les décès en temps ordinaire y sont d'un sur quarante-sept par année.

Les maisons du Gros-Caillou sont assez élevées pour la plupart, et quoiqu'elles ne soient pas bâties sans élégance, elles manquent généralement, comme dans tous les quartiers de Paris habités par des ouvriers, des dispositions convenables pour l'entretien de la propreté. Le plus grand nombre de ces habitations sont occupées par des journaliers, qui choisissent souvent pour demeure les logemens au rez-de-chaussée sur des cours étroites et humides; ces maisons, mal distribuées, ont toutes l'inconvénient qui résulte de l'établissement des cuvettes des plombs ou des cabinets d'aisances, qui répandent sans cesse dans les escaliers des odeurs ammoniacales.

Les habitations placées sur les avenues, presque toutes isolées, ont l'inconvénient non moins grave d'être environnées de flaques d'eaux ménagères et de savonnage qui croupissent sur le sol ou dans les fossés des arbres, faute d'un ruisseau pavé ou d'un système d'écoulement. C'est ce point essentiel qui avait frappé la commission, et auquel elle attachait le plus grand intérêt comme devant avoir nécessairement une influence pernicieuse sur la salubrité. Ces observations de détail étaient comprises dans celles qui regardaient la voie publique sur laquelle on compte plusieurs rues non pavées, quoique très fréquentées, comme la rue de Grenelle depuis la rue de l'Église, la rue d'Estrées, la rue Amélie, et la ruelle Nicolet. Dire que tous ces endroits, ainsi que les environs de la barrière de l'École-Militaire, sont impraticables le jour et la nuit, surtout dans les mauvais temps, ce n'est rien avancer que de très exact, à tel point que cet état de choses rappelle trop bien les siècles d'ignorance et de barbarie dont Lutèce offre encore de tristes souvenirs.

Si l'on pénètre dans l'intérieur de plusieurs habitations, on y verra de nombreuses familles occupant une seule chambre, où l'air, surchargé d'émanations de toute nature, n'est jamais assez renouvelé pour qu'il puisse être respirable après quelques instans; on y rencontrera fréquemment des personnes ingénieuses à s'entourer d'une autre famille, en affectionnant une foule d'animaux domestiques, qui jouissent à plus d'un titre de droits incontestables exercés sur la fortune du maître dont ils partagent le pain et la misère, mais qui entretiennent autour de lui une grande malpropreté, et des odeurs qui ne sont rien moins que salutaires.

La majeure partie des ouvriers qui habitent le Gros-Caillou et les avenues sont employés à des travaux qui s'exécutent en plein air, surtout avec cette condition extrêmement désavantageuse, qui est celle de l'humidité. Ce sont des ouvriers des ports, des déchireurs de bateaux, des flotteurs de bois, des mariniers, des blanchisseuses, et des jardiniers. Avec des causes d'atonie si puissantes dans lesquelles vivent sans cesse ces individus, si une réparation alimentaire était égale en proportion des pertes auxquelles leur corps est soumis; si des vêtemens convenables et tout ce que procure l'aisance pouvaient être opposés aux vicissitudes atmosphériques qui les environnent, il est probable que ces causes si préjudiciables à la santé auraient été détournées par des efforts de réaction. Loin de là, le travail étant devenu rare, la pénurie, le dénuement, les privations ajoutèrent à l'influence première, et disposèrent cette classe d'hommes à toute la force du nouvel ennemi qui venait de nous envahir.

A une alimentation peu réparatrice et souvent prise intempestivement, vient se joindre l'action pernicieuse des boissons alcooliques.

La difficulté qu'éprouve le journalier à se procurer du vin à chacun de ses repas, l'a engagé à user, à contre-temps et souvent immodérément, de liqueurs spiritueuses. Un jour, surtout, est destiné à faire oublier tant de privations. Le vin bu aux barrières de la ville devient la source de l'intempérance et de tous les désordres qu'elle traîne à sa suite. Ainsi débilité, d'une part, par un défaut d'alimens convenables; surexcité, d'une autre, par des boissons irritantes, l'estomac se dérange bientôt, en passant de l'un à l'autre de ces deux extrêmes de l'action organique. Aussi le nombre des cholériques a-t-il toujours été plus considérable après le dimanche et le lundi, ces jours étant réservés aux orgies, auxquelles s'abandonnent malheureusement les ouvriers.

Telles étaient et sont encore, à peu de chose près, les circonstances qui environnaient la population du quartier des Invalides, circonstances communes d'ailleurs à tous les ouvriers de la capitale, quand le choléra-morbus asiatique fit invasion.

Plusieurs jours avant l'apparition de cette maladie, l'autorité avait mis en œuvre tous les moyens d'en atténuer les ravages; elle avait organisé le service médical, qui devait avoir une part si active pour en combattre les effets. D'un autre côté, les administrateurs du bureau de bienfaisance avaient décidé qu'un crédit extraordinaire serait ouvert aux indigens inscrits et non inscrits chez un pharmacien désigné, pour qu'ils puissent avoir promptement, à toute heure de nuit, les médicamens nécessaires sur la prescription des médecins, avantage inconnu jusqu'alors, créé seulement pour ce temps de malheur, et qui n'a pu survivre, du moins dans le dixième arrondissement, à l'usage suranné d'abandonner l'exécution des formules et la préparation des médicamens à des sœurs de charité, dont l'asile n'est accessible qu'à certaines heures et après les exercices du culte.

On répandit une instruction populaire qui prescrivait les moyens prophylactiques et les précautions hygiéniques à prendre contre le choléra. On y trouvait les règles de conduite pour le régime ordinaire, et, en cas d'invasion de la maladie, quels étaient les premiers remèdes à employer avant l'arrivée du médecin. On recommandait surtout l'avantage de porter sur le ventre une ceinture de flanelle, aussi des distributions eurent-elles lieu *gratis* pour les indigens.

La plupart des personnes aisées adoptèrent ces conseils, et les appliquèrent sans restriction. On répandit dans les maisons du chlorure de chaux jusqu'à en être souvent incommodé; on porta du camphre dans ses vêtemens, et on modifia tellement le régime et les habitudes, que les mets recherchés et de haut goût ne parurent plus sur les tables; les liqueurs même furent bannies et reléguées pour des temps plus heureux. Jamais la tempérance n'avait eu tant de prosélytes, partout on sacrifiait en son honneur, quelques uns par crainte, d'autres par raison: on eût pu croire néanmoins que les hommes allaient revenir au beau siècle de Pythagoras.

Le changement de régime que plusieurs personnes s'étaient empressées d'adopter, d'après les conseils qui arrivaient des pays où avait éclaté le choléra, dut fournir au sang des principes d'excitation qui disposèrent les organes à subir cette influence. Une nourriture toute animale, indispensable dans les contrées du Nord, ne pouvait convenir aux habitans d'un pays plus tempéré. Le passage d'une alimentation presque végétale à une toute contraire fut brusque et général. Des boissons chaudes aromatiques, prises en abondance, entretinrent la membrane muqueuse digestive dans un état de surexcitation continu. C'est en partie à cette manière de vivre qu'on peut attribuer la plupart des irritations intestinales qu'on a observées depuis. Pendant cette constitution médicale signalée surtout par la température froide et le vent glacé du nord, les catarrhes pulmonaires aigus et les inflammations de poitrine qui se montrent en grande abondance au printemps furent au contraire très rares. Il était surprenant que le vent froid qui régnait si énergiquement n'occasionât ni pleurésies, ni pleuro-pneumonies, ni coqueluches, etc. Au lieu d'agir sur les voies respiratoires, il déterminait des coliques, du dévoiement, réveillait d'anciennes maladies de l'appareil digestif, les ramenait à l'état aigu, et, arrivées à ce degré, la teinte cholérique se manifestait et le malade était entraîné.

Il est d'observation, que toutes les causes morbifiques ne tendaient qu'à un même résultat; que les excitations du cerveau, les veilles, les fatigues, les passions, les travaux d'esprit, l'abus d'alimens et de liqueurs échauffans, n'agissaient que sur la cavité abdominale, comme si chacun eût été doué d'un même tempérament; que les sympathies, les synergies, les corrélations organiques, qui président aux phénomènes de l'équilibration des fonctions, eussent perdu leur puissance. Abandonné ainsi sans régulateur, le ventre attirait pour ainsi dire tout à lui; il devenait le point affluent où gravitaient les forces vitales, qui y disparaissaient ensuite comme dans un réservoir commun.

Cependant le nombre des vrais cholériques, comme l'entendent les médecins exacts, et non pas les malades qui ont offert les nuances variées des irritations gastro-intestinales, a été très rare parmi les personnes qui menaient une vie sobre et régulière, et qui pouvaient se procurer le régime ordinaire de la vie; quelques exemples contraires à ce fait ont été à peine rencontrés dans le le quartier des Invalides pendant toute la force de l'épidémie. Des individus fortunés, il est vrai, mais valétudinaires ou très avancés en âge, ont été précipités sans que choléra ait présenté exactement ses périodes; un catarrhe pulmonaire, un asthme, un état de faiblesse générale ont été les auxiliaires de l'épidémie; un léger dérangement des voies digestives a suffi pour amener un résultat fâcheux en quelques instans.

Dans cette catégorie, les individus d'une condition aisée se trouvaient dans les mêmes circonstances que les sujets affaiblis par les privations, et soumis à l'influence d'un mauvais régime; tout pouvoir de réaction était éteint; ces malades se trouvaient ainsi livrés à l'avance, et l'épidémie s'en emparait sans résistance. Il n'en était pas de même quand des individus robustes étaient atteints par le choléra à la suite d'excès, ou par l'abus des liqueurs spiritueuses. Dans ce cas, il s'établissait une lutte terrible entre les forces de la réaction et la puissance de l'oppression; un combat à outrance s'engageait entre le pouvoir envahissant et le pouvoir conservateur. La peau, vaincue la première, demeurait bientôt sans action, tandis que la vie, refoulée vers les centres, déployait toutes ses forces sans pouvoir les disposer régulièrement, et l'équilibre était perdu. Ajoutons que toutes les indispositions, même les moins graves et les plus variées, éprouvèrent une modification de l'épidémie, et cette remarque faite depuis des siècles, que toutes les affections prennent une teinte de l'épidémie régnante, reçut encore une fois sa justesse et son application.

Aucun antécédent d'ailleurs ne pouvait servir à faire reconnaître quelle serait l'issue probable de la maladie. Ni la force de la constitution du sujet, ni la nuance de son tempérament n'étaient des signes assez sûrs pour être considérés; et des symptômes légers en apparence étaient tout aussi dangereux que ceux qui offraient le plus d'intensité.

Tandis que les gens éclairés prenaient toutes les précautions pour ne point offrir de prise au choléra, le peuple, toujours insouciant pour sa propre existence, et souvent dans l'impossibilité de modifier son régime, ne se livrait pas avec moins d'ardeur que de coutume à l'usage des boissons alcooliques, en même temps qu'il ne prenait aucune précaution contre les variations de la température. Aussi, les hommes adonnés aux liqueurs fortes furent-ils les premiers atteints. Ceux qui, malgré les avertissemens, persistaient à se gorger d'eau-de-vie, tantôt pour braver, tantôt pour ne pas déroger à d'anciennes habitudes, et même pour remédier à de légères coliques, étaient bientôt victimes. De là, la funeste pensée que les boissons des marchands étaient empoisonnées. Combien y en a-t-il qui se sont ainsi donné la mort par ignorance et incorrigibilité, non moins que poussés par cette fatale disposition des gens du peuple à faire tout le contraire de ce qu'on leur indique! Loin de croire à l'intensité du danger, ils formaient des groupes nombreux au coin des rues, s'entretenant de la marche de la maladie, se livrant à des remarques, émettant des opinions, des doutes ou des craintes. L'aspect d'un brancard, l'apparition d'un médecin conduit par quelques personnes d'un air empressé, renouvelait de profondes émotions; on disait tout haut le nom des nouvelles victimes, et la terreur où l'incrédulité se peignaient sur tous les visages.

Une température froide et sèche, un vent du nord-est impétueux régnaient depuis plusieurs jours quand apparurent, le 28 mars 1832, chez quelques individus déjà malades, les signes encore équivoques de l'épidémie qui allait se déclarer. A quelques cas d'inflammation de la membrane muqueuse intestinale bien dessinés et combattus par les antiphlogistiques appropriés à leur état d'acuité, sucédèrent tout-à-coup une prostration générale des forces bien propre à frapper l'attention.

Dès les premiers jours d'avril, un grand nombre de demandes étaient inscrites au bureau de secours, parmi lesquelles on comptait dix à douze cholériques. Ces malades présentèrent les signes bien caractéristiques du choléra-morbus asiatique. Ils offraient presque tous pour symptômes constans : le refroidissement de la peau, la petitesse du pouls, des vomissemens et de la diarrhée. C'étaient des individus pauvres, usés par la misère et les privations. Ils étaient principalement logés sur les avenues de l'Hôtel des Invalides, ou de l'École-Militaire, habitant des chambres basses, humides, malpropres, et peu éclairées. Quelque nombreux qu'aient été les conseils et les avertissemens, la plupart de ces infortunés ne déclaraient leur état de souffrance et ne réclamaient des secours qu'après quelques jours de maladie, et lorsque les forces étaient totalement épuisées.

Le 5 avril, le nombre des malades allait toujours croissant, et les demandes s'élevaient à deux cents pour le poste médical. C'était principalement dans les maisons exposées au vent du nord et dans le voisinage de la rivière qu'ils se rencontraient. Ainsi, les maisons du quai d'Orsay, en face de l'égout découvert, contenaient un très grand nombre de cholériques, car, dans cinq maisons, plus de soixante personnes ont été atteintes, et la moitié au moins a succombé.

Des lieux grandement aérés, et des habitations situées près de la rivière, le choléra s'étendit aux rues qui lui étaient perpendiculaires, puis à celles qui étaient parallèles, et envahit successivement et rapidement le quartier dans toutes les expositions.

L'épidémie s'accrut prodigieusement du 6 jusqu'au 18; douze jours s'écoulèrent pendant lesquels elle était parvenue à son apogée. Dans la journée du 10, on inscrivit au bureau médical trois cent quatre-vingt-douze visites. Celles des 9, 10, 11, 12, 13 furent les plus meurtrières; le choléra entraînait de trente à quarante personnes par jour à domicile, le nombre s'éleva même une fois jusqu'à quarante-quatre. Ainsi, l'épidémie mit environ vingt jours pour atteindre son *summum* d'intensité, puis elle alla en décroissant, observant les mêmes gradations que pendant sa période d'accroissement.

Il est difficile de préciser exactement quel est le nombre des malades qui vinrent demander des secours au poste médical pendant le mois d'avril; ce n'est rien dire de trop que d'en porter le nombre à trois mille six cents; les jours les plus funestes ont produit jusqu'à trois cents formules. Le temps manquait pour prendre une note exacte de toutes les visites qui furent faites, et combien chacun des médecins ou des élèves n'en rendirent-ils pas pendant leurs tournées, étant arrêtés à l'improviste, et distribuant à chaque pas des secours et des conseils. Personne n'implorait en vain leur assistance, plusieurs d'entre eux se sont même imposé la tâche de continuer à donner leurs soins, hors leur tour de service et à diriger des malades pour lesquels ils avaient été appelés pendant leur séjour à l'ambulance.

Les individus frappés pendant la période d'accroissement étaient de toutes les conditions de tempérament sans nuance bien tranchée, les uns faibles, les autres robustes, sanguins, lymphatiques, bilieux, nerveux, pléthoriques, anémiques, indistinctement; cependant, les vieillards asthmatiques paraissaient prédisposés, probablement en raison des obstacles qu'éprouvait la circulation générale, de la facilité au refroidissement de la peau, aux congestions profondes, à la cyanose, à l'asphyxie. Il en était de même des femmes enceintes de toutes les époques; le nombre des malades parmi elles fut considérable. Cela ne dépendait-il pas pareillement de la gêne qu'elles éprouvent dans la circulation veineuse, de la prédominance du centre épigastrique qui dispose si facilement aux vomissemens; enfin, de cet état même qui prive de toutes les chances de réaction?

A la vue des calamités qui accablaient le quartier des Invalides, et du deuil que la mort répandait dans les familles, qui, par une fatale prédilection s'appesantissait sur la classe pauvre et ouvrière, un grand nombre de généreux citoyens oublièrent leurs occupations, et vinrent offrir au poste médical leur assistance et les secours de leur fortune. Ils s'empressèrent à l'envi de seconder les soins et les prévoyances que la mairie avait déployés; ils prêtèrent à l'autorité l'appui de leurs sages conseils, et toutes ses vues et ses intentions furent parfaitement remplies. Ils présidaient ainsi à la dispensation de tous les secours, accueillaient toutes les demandes, dirigeaient les médecins sur les points où on réclamait leur présence, et réglaient en outre la marche et le service des inhumations.

Ces hommes de bien exercèrent pendant tout le temps de l'épidémie des fonctions pénibles, dans lesquelles le sentiment intérieur de leur bonne œuvre pouvait seul les soutenir. Ils brillaient surtout par cette noble sensibilité qui dicte les sentimens généreux propres à triompher des obstacles, et à produire des bienfaits.

Des secours de toute nature furent improvisés, et neuf cents familles indigentes et nécessiteuses furent pourvues de tout ce dont elles avaient un pressant besoin. Des bons de pain, de viande, de bois; du linge, des vêtemens, des couvertures, furent distribués à leurs frais, et par eux-mêmes, pour une somme de 12,000 fr. Le Roi voulut aussi contribuer à ces bienfaits en envoyant 2,000 fr., ainsi que le ministre des travaux publics, qui envoya la même somme, et le bureau de bienfaisance porta ses dépenses extraordinaires à 6,000 fr.

Ces dons immenses contribuèrent puissamment à préserver des malheureux du fléau qui les menaçait.

Le poste médical, pourvu de tous les objets d'ameublement nécessaires, fut ouvert le 2 avril par les soins de l'autorité municipale, et fut fermé le 8 mai, après être resté trente-six jours dans une activité permanente.

Alors, les médecins domiciliés dans le quartier furent insuffisans; l'autorité appela à les seconder un certain nombre de leurs confrères des quartiers Saint-Germain et Saint-Thomas-d'Aquin, et de jeunes élèves qui s'acquittèrent de leurs fonctions toutes gratuites avec un zèle et une activité qui dépasse promptement la somme des forces physiques; mais, dans ces terribles circonstances, le moral agissait tout seul; le cœur dictait de généreux sentimens, et provoquait en eux d'admirables efforts. Aussi, est-ce un devoir de les signaler à la reconnaissance publique, et parmi tant de dévouemens, c'est un besoin pour nous de citer celui de MM. Langlebert, l'un chirurgien militaire actuellement en Afrique, l'autre, candidat en médecine, qui ont constamment dirigé, assistés de M. Collinet, le service du poste médical avec une intrépidité qui allait jusqu'à l'oubli d'eux-mêmes. Non contens de prodiguer leurs soins aux malades, ils refusèrent toutes offres d'honoraires, et firent aux indigens cholériques l'abandon du traitement que la ville leur avait alloué. Pendant ces cruels momens, on pouvait comparer tous ceux dont la coopération a été si utile, à la Providence, qui est partout à la fois, qui veille toujours, qui ne redoute rien pour soi, qui n'a de besoin que l'égalité dans la vie des hommes parmi lesquels le pauvre a eu souvent sa part comme une juste compensation à toutes ses misères et à ses grandes infortunes.

C'est ainsi que médecins, pharmaciens et étudians ont honoré leur belle profession : ils ont montré combien l'amour de faire le bien pouvait inspirer de dévouement au milieu d'une grande épidémie ; comment des secours inespérés surgissaient par leur persistance à combattre le mal, et à dissiper la terreur qui accompagne de tels désastres. Mille sentimens d'honneur ont soutenu leur courage ; ils se sont sacrifiés tout entiers pour leur pays, pour la science et pour l'humanité.

Tandis que l'exemple des sacrifices que s'imposaient tant d'honorables citoyens aurait dû inspirer au peuple la reconnaissance pour ses bienfaiteurs, et la confiance dans la sollicitude de l'autorité, les bruits d'empoisonnement répandus dans la ville prirent dans le quartier un caractere tout particulier. Un homme qui l'habite, abusant de l'autorité que devait prêter à ses paroles le titre d'ont il n'a pas craint de se revêtir sans droit, fut cité par la rumeur publique comme ayant propagé ces croyances absurdes. Œuvre d'une ignorance profonde ou du génie du mal, cette horrible machination, vraie ou fausse, porta ses fruits.

Plusieurs alertes se manifestèrent contre de prétendus empoisonneurs ; et sans la résistance et la protection d'hommes éclairés et de la garde nationale, les victimes désignées à l'égarement populaire auraient été impitoyablement massacrées. Si, comme on en avait eu un moment le projet, les ambulances avaient servi aussi bien d'endroits pour la distribution de substances médicamenteuses, n'aurait-on pas dit que tout ce qui y était donné recélait un principe destructeur? car tel était l'aveuglement, qu'il appliquait des effets à des causes différentes, et partant de grands malheurs et d'épouvantables catastrophes auraient éclaté.

Aucune des scènes sanglantes qui jetèrent l'effroi

dans plusieurs autres quartiers ne fut à déplorer dans celui-ci ; mais n'était-il pas visible que la malveillance cherchait à exploiter ce triste moment? Combien de fois n'y a-t-il pas eu dans les journaux des bulletins publiés par les médecins qui se dévouaient avec tant de zèle aux soins des malades dans les hôpitaux, pour rassurer les esprits, repousser des calomnies que le malheur qui rend si injuste avaient répandues! Il n'a rien moins fallu que le poids de leurs noms célèbres et de leur inviolable caractère pour détruire des erreurs qui portaient en elles les élémens de sinistres et effroyables évènemens.

La vigilance de la mairie avait fait disposer l'hospice Leprince, situé dans la rue Saint-Dominique, pour recevoir les cholériques, et rendre les secours qu'ils réclamaient plus prompts et plus rapprochés du centre du quartier. Cette maison, qui sert d'asile à des vieillards indigens des deux sexes, d'après le vœu de son fondateur, fut momentanément convertie en un hôpital, auquel un élève interne était attaché en permanence, et partageait le service avec un médecin.

Du 11 avril au 4 mai, soixante-cinq cholériques furent reçus ; la plupart étaient des vieillards assaillis par les infirmités, sans famille, et incapables d'être traités à domicile, où ils manquaient des choses les plus indispensables.

Sur ce nombre, vingt-neuf succombèrent, et trente-six furent guéris.

La salubrité, reconnue si importante, ne fut point négligée pendant que l'épidémie sévissait ; des arrosemens publics et particuliers, que rendaient nécessaires les premiers jours de chaleur, furent exécutés, et soumis à la surveillance active et éclairée de M. Noël, commissaire de police, qui, dans toutes les occasions, a donné des preuves de la plus généreuse philantropie. Des tonneaux d'arrosement parcouraient les rues, à défaut de bornes-fontaines, et répandaient une grande quantité d'eau pour laver les ruisseaux; des pompes portées sur des roulettes furent mises en activité pour nettoyer les ruelles, les impasses et le pied des maisons.

L'égout du quai d'Orsay fut désinfecté; la vase qui en fut retirée après le curage fut arrosée avec des chlorures, et chaque jour une grande quantité d'eau y fut versée pour y entretenir le plus de propreté possible.

Il était indispensable de rechercher quelles étaient les professions qui avaient eu sur le développement du choléra une influence directe, et les conditions bien appréciables qu'elles avaient réunies pour favoriser son extension. Les ouvriers ont été en quelque sorte seuls atteints dans le quartier des Invalides, et c'est dire qu'une alimentation convenable est loin d'être toujours en rapport avec les pertes que l'économie éprouve dans le développement des forces que nécessitent leurs rudes travaux. Mais une condition qui s'est trouvée constamment dans toutes les professions industrielles, malgré la différence bien tranchée qui les sépare, c'est l'exposition au grand air, et l'action de l'humidité. Ainsi le plus grand nombre des malades était composé de journaliers, de manœuvres, de tailleurs de pierre, de maçons, d'ouvriers des ports et des chantiers, de bateliers, de charretiers, de pêcheurs, de porteurs d'eau, de marchands ambulans, de cordonniers, de portiers, de jardiniers, et parmi les femmes, de blanchisseuses.

C'est cette dernière profession qui, réunissant ces deux conditions au plus haut degré, a donné un nombre considérable de malades; d'abord, parce qu'elle est très répandue dans tout le quartier des Invalides, et parce que ces établissemens emploient la plus grande partie des femmes du peuple pour le savonnage du linge dans des buanderies mal closes, excessivement humides, et dont le pavé a toujours subi des dégradations. Ces femmes de journée sont soumises à des travaux très pénibles, principalement pendant les mois d'hiver. Ce genre d'industrie mérite à lui seul des considérations hygiéniques particulières. En toute saison, le travail commence pour ces ouvrières avant le jour, et ne se termine qu'après son déclin. Les momens des repas sont courts, aussi sont-elles obligées de manger en marchant pour ne pas perdre de temps; de cette manière l'alimentation est imparfaite, et leur nourriture prise le plus souvent dans la classe des alimens qui ont peu besoin de préparation, ne sont point assez riches en substances nutritives. Pendant tout le jour, et quelle que soit la saison, elles portent leurs vêtemens mouillés jusqu'au ventre, et immédiatement après avoir mangé, leurs mains et leurs bras sont sans cesse plongés dans l'eau chaude et dans l'eau froide. Ce n'est point encore le compte exact du régime débilitant auquel elles sont exposées: les buanderies sont ordinairement construites avec des planches, dans des cours ou des terrains dont le sol n'a jamais reçu les préparations convenables pour cette destination. Le voisinage d'un puits est l'endroit où sont groupées, suivant les localités, plusieurs de ces baraques où se fait le coulage des lessives; dans un espace occupé par des chaudières et de grands baquets, sont entassées plusieurs femmes qui savonnent le linge, et respirent la vapeur de l'eau qui s'élève de ces grands vases, et qui est aussi épaisse que dans une étuve. Des odeurs fétides sont sans cesse mises en évaporation. L'eau du savonnage, qui tombe à terre, croupit entre les pavés qu'elle a la propriété de désunir, et contribue à entretenir la puanteur; son écoulement, rendu ainsi difficile, a lieu tantôt sur la voie publique, tantôt dans un terrain inculte, où une vaste tranchée a été creusée pour la recevoir; là elle séjourne un temps infini, parce que les matières graisseuses qu'elle contient forment promptement un enduit imperméable qui empêche son infiltration dans le sol, et favorise au contraire les dégagemens du gaz hydrogène sulfuré, dont l'action pernicieuse sur la respiration est bien connue.

A ces émanations sont exposées non seulement les blanchisseuses elles-mêmes, mais toutes les personnes qui habitent dans le voisinage, ainsi que les passans. Cette profession, si utile pour la santé, pourrait néanmoins subir de salutaires réformes dans sa manutention, et principalement dans les moyens propres à perdre les eaux du savonnage dans les endroits qui manquent de système d'écoulement. Ajoutons encore que quand la saison ne favorise pas la sécheresse du linge, les logemens, les chambres sont convertis en séchoirs, où des familles respirent un air imprégné d'une humidité toujours odorante, dont la température est parfois élevée à un degré considérable. Cependant il est remarquable que l'épidémie n'a réellement sévi que sur les ouvrières laveuses, ordinairement pauvres; tandis que les maîtresses blanchisseuses qui prennent part aux mêmes travaux en ont été généralement à l'abri.

Les jardiniers, bien moins nombreux que la classe des blanchisseuses, doivent être compris dans les conditions défavorables que nous avons dit être le résultat de l'action du grand air et de l'humidité simultanément; ce sont de tous les ouvriers ceux qui ressentent plus facilement les vicissitudes de la température, et qui travaillent souvent avec leurs vêtemens mouillés par la pluie ou par le travail de l'arrosement, et généralement parlant, ils habitent des chambres basses et toujours humides.

Les débardeurs se trouvent encore dans des conditions hygiéniques plus fâcheuses. La moitié de leur corps est constamment plongée dans l'eau, quel que soit d'ailleurs son degré de température; aussi ces hommes font-ils un usage abusif des boissons spiritueuses dans l'intention de se donner des forces, et ce besoin, qui ne devrait être que momentané, dégénère en habitude.

Il résulte de ces annotations que plus le travail demande un développement de forces musculaires, et fait subir de grandes pertes à l'économie, c'est toujours en raison inverse du degré de réparation nutritive; condition qui, selon notre manière de voir, a puissamment contribué au désastre de la classe ouvrière, et pour en donner un exemple plus frappant, les bouchers, les charcutiers, les tripiers, les rôtisseurs, les nourrisseurs, exposés au grand air ainsi qu'à l'humidité, mais absorbant sans cesse un air chargé de matières nutritives, ont été épargnés par la maladie.

Après l'examen des professions, si on veut connaître la différence des prédispositions entre les deux sexes, on trouve que beaucoup plus de femmes que d'hommes ont été atteintes du choléra.

Au commencement de l'épidémie, le nombre des hommes surpassait celui des femmes; mais arrivée à son *summum* d'élévation, et pendant sa période de déclinaison, la maladie a atteint beaucoup plus de femmes.

Cette différence bien remarquable pour le quartier des Invalides tient évidemment à l'état de pénurie et de débilité dans lequel se trouvaient beaucoup de femmes âgées et infirmes inscrites au bureau de bienfaisance, non moins qu'au genre de travail propre à ce quartier, où la plupart d'entre elles étaient occupées dans des buanderies humides.

La Manufacture des Tabacs occupe six cent vingt-un ouvriers, parmi lesquels on compte deux cent quatre-vingt-onze femmes et trois cent trente hommes. Le nombre des malades a été de deux cent vingt-un, dont cent trente-cinq femmes et quatre-vingt-six hommes. Dans l'atelier de l'écotage, occupé par cent soixante-une femmes, quatre-vingt-quatre ont été plus ou moins incommodées. Dans celui des cigares, qui réunit cent trente femmes, cinquante-une ont été également plus ou moins indisposées. Ces deux ateliers de femmes ont eu ensemble quarante-six cholériques sur cent trente-cinq malades, tandis que les hommes n'en ont eu que ving-huit sur trois cent trente. Des deux cent vingt-un malades, cent quatre-vingt-douze ont été guéris; sur les soixante-quatorze cholériques, vingt-neuf sont morts, dont treize hommes et seize femmes.

Parmi ces ouvrières, celles qui sont employées à ôter les côtes des feuilles de tabac, travail moins productif que celui de la confection des cigares, ont présenté une différence dans le nombre des malades. Elle dépend évidemment de ce que la position des ouvrières, dites écoteuses, est peu aisée, et partant, elles sont soumises à plus de causes débilitantes qui tiennent à cette condition première, plutôt qu'à la nature de leurs occupations.

La frayeur a été, pour la plupart d'entre elles, indistinctement une cause déterminante dont les effets ont été bien remarquables. Elles se livraient pendant le travail au récit de tous les accidens qui étaient à leur connaissance, et s'entretenaient d'une foule d'histoires rendues encore plus sinistres sur les caractères de l'épidémie. Sous cette influence, leur moral recevait de profondes atteintes. Il survenait un prompt dérangement des voies digestives, et ce malaise était souvent le prélude d'un véritable choléra.

Les âges ont offert plus de différence entre eux que toutes les autres conditions déjà énoncées, quoique toutes les époques de la vie, indistinctement, aient éprouvé les atteintes de l'épidémie. Dans le quartier des Invalides, les enfans n'ont été atteints que quand la maladie a été arrivée à son plus haut point d'élévation, et c'est surtout aux époques de récrudescence qu'ils ont été entraînés en plus grand nombre. Les diverses affections qu'ils ont éprouvées ont été pareillement influencées par l'épidémie régnante: aussi, peu d'inflammations des membranes du cerveau et des viscères thoraciques, quoique traitées avec méthode, ont été suivies de succès. Comment les enfans, qui sont constamment disposés à du dévoiement, ou à des dérangemens des voies intestinales, particulièrement à l'époque de la dentition, n'auraient-ils pas été sujets au choléra, surtout lorsqu'on ajoute à ces dispositions physiologiques les autres causes débilitantes, auxquelles la plupart d'entre eux ont été soumis?

Il est remarquable que les deux époques extrêmes de la vie, l'enfance et la vieillesse, ont été les plus maltraitées par l'épidémie, qui exceptait l'âge mûr de quarante à soixante. Ainsi, les jeunes gens de douze à trente ans, époque où la vie est si puissante, ont offert des conditions de résistance et de guérison plus constantes. C'est l'âge où il y a le plus d'ensemble et de régularité dans les fonctions, où le sang est plus chargé de moyens réparateurs, où il pénètre plus facilement les poumons, la peau, les membres, de telle sorte que l'excitabilité est partout à la fois. Au contraire, l'enfance et la vieillesse, disposées, l'une, par la surexcitation des organes abdominaux, l'autre, par la diminution des fonctions de la peau et du système circulatoire, présentent naturellement plus de prise à une affection que favorise le défaut d'équilibration qui constitue seul la santé. Voilà pourquoi tant de vieillards ont succombé, pourquoi la mortalité a été plus sensible de quarante-cinq à quatre-vingt, et de quelques semaines à dix ans, que de douze à trente. La raison découle évidemment de l'application de ces phénomènes de la vie.

De même, les enfans cholériques ne présentaient pas toujours les mêmes signes qui se rencontraient chez les malades plus avancés en âge. Le visage pâle, altéré, ne différait pas de l'aspect qu'il revêt dans les maladies ordinaires du premier âge. Il rappelait tantôt l'expression qui caractérise le ramollissement gélatiniforme de la membrane muqueuse de l'estomac, tantôt, et seulement après quelques heures de maladie, il retraçait les signes extérieurs des inflammations cérébrales à tel point, qu'il était difficile de ne pas s'y méprendre ; cependant, le dévoiement et les vomissemens ruinaient promptement les forces, et quelques uns ont même présenté à un très haut degré l'état cyanique des adultes.

Les habitations, considérées sous le rapport de l'appréciation de la mortalité, ont offert des observations importantes à noter. Dans le quartier des Invalides, le plus ou moins d'élévation des étages ne doit avoir qu'une donnée relative, qui ne peut en aucune façon être prise rigoureusement pour une cause directe, en raison de ce que d'autres circonstances déjà énoncées ont été les seules causes prédisposantes du choléra.

Une grande quantité d'ouvriers habitent au premier étage, attendu que beaucoup de maisons n'en ont pas d'autre; de là le grand nombre des décès qui s'est offert pour cette élévation. Les quatrièmes et cinquièmes en ont présenté aussi un nombre considérable, parce que dans les maisons élevées les étages supérieurs sont toujours habités par des familles peu aisées, Ainsi, comme on le voit, en tenant compte des localités, les premiers étages et les derniers ont réuni le plus de cas de mortalité, et comme nous le répétons, c'est parce qu'il n'y a pas de différence d'aisance entre un journalier qui demeure au premier, et celui qui habite le cinquième. Cependant il y a une observation importante à faire connaître: c'est que les décès arrivés au rez-de-chaussée ont été pour plus de la moitié dans le nombre total, sans que l'exposition ni l'aisance des locataires aient présenté de différence. Beaucoup de jardiniers des environs du Champ-de-Mars et de l'École-Militaire qui jouissent d'une certaine aisance, et qui habitent des chambres souvent au-dessous du niveau du sol, ont succombé.

Les circonstances qui se rapportent au mode d'apparition du choléra, quoique devant aussi être mentionnées, ne présentent rien d'important qui puisse appeler l'attention sur ce phénomène, peu propre à ajouter à l'étude de cette maladie. C'était ordinairement pendant la nuit, de onze à deux heures, que les accidens cholériques se manifestaient, et depuis le commencement du jour jusque vers son milieu, que le plus grand nombre des malades fut atteint. Ce début était toujours signalé par un refroidissement général, par du gargouillement du ventre, auxquels succédaient des coliques; et, peu après les premières selles liquides, survenaient une exténuation générale des organes locomoteurs, un anéantissement complet que rien ne paraissait expliquer.

Une fois déclaré, le choléra persistait jusqu'à sa terminaison, ou bien, après douze ou quinze heures, il se transformait en typhus cholérique, passage d'une forme à une autre qui s'opérait quelquefois le deuxième ou le quatrième jour, et même dans quelques cas après un septenaire. C'est pendant cette transmutation ou cette seconde période, que périssait le plus grand nombre des malades, ce qui permet de fixer la moyenne de sa durée à deux jours et demi.

La question de la contagion, mérite peu d'occuper une place dans l'exposition des divers phénomènes qui appartiennent au choléra. Ce point, déjà apprécié à sa juste valeur, a été un des caractères de l'épidémie le plus facile à constater. Il était difficile de croire à la communication d'une maladie qui accable en quelques heures une population tout entière; qui est légère pour quelques uns, grave pour d'autres, qui affecte le plus grand nombre sous la forme d'une indisposition, sans même qu'il y ait eu communication et rapprochement. La peste, la variole, réputées éminemment contagieuses, se reproduisent toujours sous une forme identique; il en est de même des maladies qui se propagent par infection. Si le choléra a reparu dans les mêmes lieux, s'il a frappé plusieurs individus dans la même maison, c'est que les causes morbifiques ont agi simultanément en rencontrant des conditions favorables. Peut-il en être autrement, quand les infirmiers, les gardes-malades, les porteurs de brancards attachés au poste médical, qui se reposaient sur les matelas et enveloppés dans les couvertures qui avaient servi à transporter les cholériques, n'ont point été atteints?

Les médecins, qui devaient être si disposés par leurs fatigues, par l'impression que recevait leur moral à la vue d'un désastre général, qui négligeaient pour eux-mêmes les avis qu'ils recommandaient, n'ont point été frappés. Ils doivent évidemment cette résistance à la longue influence des soins hygiéniques, et de l'aisance, qui procure une somme de forces qui n'a point été épuisée. Nul doute que si l'épidémie eût duré plus long-temps avec la même intensité, ils auraient été placés dans les conditions atoniques favorables au choléra. Ceux qui ont été victimes ne le sont devenus qu'après avoir essuyé des fatigues au-dessus de leurs forces, parce que dans ces jours funestes les médecins n'écoutaient que leur zèle et leur devoir; ce n'est ni le danger qui les arrête, ni le courage qui leur manque: comme tous les Français, ils ont aussi en partage un point d'honneur.

Après avoir étudié les effets du choléra, il est facile de se convaincre que les conditions principales de son développement sont: le défaut d'alimentation convenable, la misère, la malpropreté, l'intempérance, et le séjour dans l'humidité. C'est ainsi que les points du quartier où a existé le plus grand nombre de cholériques sont ceux que la commission sanitaire avait désignés comme insalubres. C'était principalement le quai d'Orsay, la rue d'Estrées, l'avenue de Lowendal, et la place Dupleix. Puis ensuite, les maisons mal tenues, celles situées dans les rues non pavées, entourées de flaques d'eau, les chambres souillées par la présence d'animaux de toute espèce, furent autant de lieux où l'épidémie s'exerça avec le plus d'intensité.

Le nombre des individus qui succombèrent à domicile pendant le mois d'avril s'éleva à 402, ce qui donne une moyenne de 13,4 individus par jour.

Il était impossible de faire un relevé, maison par maison, de tous les individus atteints par l'épidémie, pour arriver à la connaissance exacte du nombre des malades, en tenant compte des circonstances qui leur étaient particulières. En admettant que ce travail eût été entrepris, il aurait fallu s'en rapporter aux malades eux-mêmes, ou à des personnes étrangères incapables de donner des renseignemens satisfaisans, et des recherches pénibles n'auraient conduit à aucun résultat utile. On peut néanmoins supposer, sans trop s'écarter de la vérité, que le nombre des malades s'éleva, dans le quartier des Invalides, à plus de six mille quatre cents, d'après l'avis et les renseignemens des pharmaciens, qui ont exécuté le plus grand nombre de formules.

Les variations atmosphériques, regardées à elles seules comme si puissantes pour le développement du choléra, ne nous ont pas paru avoir une influence aussi directe sur les différentes phases de l'épidémie qu'on l'a avancé.

Lorsque le choléra fit invasion, la température était sèche et froide et sans variations. Pendant la durée de l'épidémie, et quand elle avait encore quelque peu de force, le thermomètre étant monté à vingt-deux degrés, s'abaissa tout-à-coup à trois degrés au-dessus de zéro, présentant ainsi en quinze heures une différence de dix-neuf degrés : peut-il se rencontrer une variation et un abaissement de température plus complets et plus sensibles? cependant, le nombre des cholériques continua à aller en diminuant, et l'épidémie ne fit aucun retour sur elle-même, car c'est à cette époque qu'on jugea possible de clore les postes médicaux.

Ainsi, les vicissitudes atmosphériques nous ont paru insuffisantes pour expliquer le plus ou moins d'intensité du choléra, et on conçoit qu'une affection également meurtrière sous toutes les latitudes doit nécessairement être peu influencée par les changemens de la température de l'air.

Quelle saison a jamais été plus régulièrement belle que celle que nous venons de passer? le ciel a toujours été pur, et la chaleur, bien qu'élevée, n'a point eu de diminution assez subite ni assez brusque pour qu'on puisse raisonnablement attribuer à ces variations les différens degrés de récrudescence qui sont survenus.

L'abus des fruits acides, les boissons froides et glacées quand le corps est en sueur, sont des causes beaucoup plus déterminantes que celles qu'on attribue à l'action de l'air. Il est facile de se rappeler que la chaleur ayant été élevée pendant l'été de 1824, beaucoup de personnes firent un usage fréquent de glaces. Le nombre de celles qui en furent incommodées fut tout-à-coup considérable. Leurs souffrances simulaient un véritable empoisonnement, avec des crampes, des vomissemens et une altération des traits. Cet incident éveilla l'attention de l'autorité, qui fit procéder à un examen chimique de ces substances, et comme on le pense bien, on n'y trouva aucune matière nuisible et étrangère à leur composition.

Quoi qu'il en soit, la manière prompte et particulière avec laquelle le choléra a fait irruption, et les voies qui ont servi à son extension, sont encore inconnues et inappréciables. Cependant, comme les autres typhus, né de la pénurie et de la malpropreté, on l'a vu rechercher les lieux insalubres, et choisir de préférence ses victimes parmi les êtres chétifs et débilités.

L'air qui lui sert de véhicule serait partout funeste, si ce génie de mort pouvait s'exercer ailleurs que dans la sphère des causes qui lui donnent naissance et qui lui sont particulières et identiques. Aussi préfère-t-il certains climats, recherche-t-il les lieux qui fournissent une ample pâture à son étrange voracité; s'il paraît dédaigner de franchir tel coteau, telle rivière, c'est sans doute parce que le pays ne lui offre rien à moissonner, et dans la région qu'il quitte les victimes qu'il a épargnées n'ont souvent d'autre privilége que d'attendre son retour, et de marquer encore une fois son funeste passage.

Ce serait un déplorable aveuglement, que de méconnaître et de ne point utiliser les instructions que la nature nous donne en nous avertissant par des exemples des causes de destruction qui nous entourent et menacent sans cesse notre existence.

Il n'y a rien à espérer des facultés de l'homme et de son entendement, si les grandes calamités qui viennent le frapper ne laissent dans son esprit une impression durable pour lui rappeler qu'il doit régler les actes de sa vie de manière à les faire tourner au profit de sa conservation.

A quoi lui serviront désormais ses lumières et ses capacités, si elles ne le dirigent vers des institutions plus propres à assurer son bien-être, que les créations qu'il enfante chaque jour ; si elles ne lui prouvent enfin le besoin d'instruction que les populations attendent des parties éclairées de la société; si elles ne lui montrent avec dégoût les excès et les désordres auxquels les classes du peuple peuvent être entraînées dans leur infortune, au premier bruit qui flattera son orgueil et ses préjugés?

Quels fruits l'expérience pourra-t-elle recueillir de ses progrès, si, au lieu d'une vigilance active dans l'assainissement des villes, et dans l'entretien de la propreté des habitations, elle demeure dans une négligence préjudiciable, ne pouvant que prévoir la peine terrible attachée à son insouciance?

De quelle utilité sera donc l'application des connaissances des agens physiques aux diverses professions dont les maladies ou la mort sont souvent les compagnes, si elle n'avait d'autre fin qu'une stérile curiosité?

Que serait-ce donc enfin, s'il était refusé de croire qu'une plus juste répartition des avantages municipaux ne sera plus attendue en vain, et que l'existence des populations dont le bonheur en dépend cessera d'être toujours une question?

C'est à la destruction des causes typhiques qu'il faut sans cesse s'appliquer, et c'est ce qui mérite d'exciter au plus haut degré l'attention des esprits philosophiques, pour être persuadé qu'il n'y a aucune cause épidémique qu'il ne soit possible de faire disparaître. Pour atteindre ce but encore éloigné, l'éducation, l'application des règles de l'hygiène et le concours de toutes les lumières du corps social doivent incessamment se prêter leurs efforts pour parvenir au plus haut point de civilisation auquel l'homme puisse prétendre: la destruction complète des fléaux qui semblent réservés aux peuples plongés dans l'ignorance et l'esclavage.

DEUXIÈME PARTIE.

PATHOLOGIE.

Après qu'un vent de nord-est très froid eut régné avec une grande impétuosité pendant les derniers jours de mars 1832, et eut établi une constitution médicale propre aux irritations en général, les malades soumis à des phlogoses intestinales éprouvèrent une modification subite dans l'ordre des phénomènes morbides, qui témoignait qu'une perversion dans la composition des fluides venait de s'opérer.

A un état inflammatoire dont le degré d'acuité était tel que l'application d'un traitement antiphlogistique pouvait seul convenir, succéda un état tout opposé, qui empruntait les formes d'une prostration particulière. Les individus qui présentaient ces phénomènes remarquables étaient d'un âge avancé, usés par les fatigues et les privations, et tourmentés en outre par de la dyspnée ou par des catarrhes chroniques.

Les premiers symptômes de ce changement furent marqués par les pulsations artérielles qui, d'élevées et résistantes qu'elles étaient, devinrent faibles et profondes en quelques heures ; la voix fut couverte, et la peau perdit sa chaleur. Une sorte de somnolence typhoïde, comparable à l'engourdissement des animaux à sang-froid, formèrent les signes qui devaient faire rapporter cet état au choléra-morbus asiatique.

D'autres exemples se dessinèrent bientôt, et se présentèrent avec de nouvelles conditions. Chez des adolescens, un état inflammatoire aigu avec une forte réaction fébrile, douleur au creux de l'estomac, rougeur et sécheresse de la langue, devait encore réclamer un traitement antiphlogistique qui dissipa, à la vérité, ces signes de phlogose, et qui furent remplacés immédiatement par le refroidissement de la peau, la petitesse du pouls, des vomissemens muqueux et des évacuations séreuses. Ce résultat, au début de l'épidémie, n'était point propre à établir dans l'esprit une confiance absolue dans le traitement ordinaire des inflammations aiguës, et encore moins à la faire considérer comme ayant son siége principal dans les solides. Quelle immense différence avec les symptômes des affections phlogistiques? que de désordres et de perversion dans les fonctions! Comment venaient-elles à cesser toutes à la fois? quelle puissance arrêtait les contractions du cœur, paralysait l'action des poumons, et livrait en quelques heures à la mort un corps plein de vie?

Comment concilier entre les phénomènes observés, et les lésions variables que les inspections cadavériques faisaient connaître, un rapport satisfaisant pour en déduire cette conséquence que le mal résidait dans les tissus? Ne restait-il pas à penser que jusqu'à ce qu'il fût possible d'apprécier les phénomènes pathologiques des fluides, on serait exposé à prendre des lésions de second ordre pour expliquer la mort? En outre, les gros troncs veineux étaient gorgés de sang noir ainsi que ceux du canal rachidien, et il fallut bien admettre comme phénomène principal une altération non encore bien connue éprouvée par le sang.

Il devenait difficile, d'après cela, de considérer le choléra-morbus asiatique comme le résultat d'une grande et profonde excitation. La congestion du sang rencontrée dans les organes pouvait être prise comme une preuve de l'irritation, tandis que le plus souvent tout indiquait qu'elle n'était due qu'à sa stagnation. En effet, la peau privée de fluides en surchargeait les organes, et la vie opprimée succombait bientôt réduite à l'impuissance; et quand la mort arrivait sur ces entrefaites, quoi de moins surprenant que tous les viscères fussent imprégnés d'une plus grande quantité de sang que dans l'état ordinaire! Les lésions, les phlogoses parfois rencontrées dans le canal intestinal ne peuvent empêcher de rappeler que la mort commençait par la périphérie, et leur inconstante apparition ne peut servir qu'à indiquer les organes qui prenaient une part mieux marquée à la congestion, et elles sont même encore éloignées de montrer clairement tout ce que faisait la nature pendant le cours de la maladie.

Ces considérations permettent donc d'avancer que les qualités du sang jouent le plus grand rôle dans le choléra-morbus asiatique; que toujours modifiées, elles cessent bientôt de posséder le degré d'excitation convenable pour l'entretien de la vie. Que l'on ouvre la veine d'un cholérique, qu'on applique des ventouses mouchetées, que des sangsues soient apposées pour donner issue au sang, il suinte avec peine, il est noir, épais, se coagule promptement dans la plaie; il a perdu sa fluidité. Le cas dans lequel nous trouvâmes un homme robuste en est un exemple bien frappant: il se plaignait de courbature, de malaise, et éprouvait des nausées; son visage était très rouge, la peau chaude, et le pouls présentait une grande plénitude et de la dureté. Une saignée fut jugée nécessaire à l'instant. Pendant qu'on disposait un bandage, et qu'on préparait quelques accessoires, le malade devint pâle, le pouls la peau son excitabilité; de là la pâleur, le refroidissement, les sueurs froides, et le tremblement qui se manifestent quand on est soumis à son influence; ses effets sur le centre épigastrique, sur les organes de la circulation, de l'absorption et des sécrétions, ne sont pas moins connus des physiologistes. Elle produit avec promptitude le relâchement des sphyncters, paralyse l'acte de la volonté, interrompt la sécrétion de la salive, d'où naît la sécheresse de la bouche, son amertume, le sentiment de la soif, etc.: tous ces phénomènes n'appartiennent qu'à un trouble général, porté dans l'ordre des mouvemens de la vie.

Toutes ces causes ayant sur la peau une influence négative bien avérée, où chercher ailleurs la solution du désordre? C'est, avons-nous dit précédemment, parce qu'il n'y a plus de sang à la surface, qu'il y en a en trop grande abondance à l'intérieur, et rien de moins surprenant que de le voir occuper la tête, la poitrine, la moelle épinière, et les ramuscules des veines abdominales.

Les symptômes principaux du choléra-morbus asiatique consistent dans le refroidissement de la peau, avec des déjections alvines d'un fluide aqueux, blanchâtre, contenant un dépôt semblable à du riz crevé, et des vomissemens de matières muqueuses incolores.

Ces évacuations, qui se renouvellent fréquemment, s'accompagnent d'un pouls petit, insensible, d'un refroidissement de la langue, qui est blanche ou bleuâtre sans enduit, d'un sentiment d'oppression, d'une soif vive, et parfois d'une chaleur interne insupportable. A ces signes se joignent concurremment une expression particulière du visage bien caractéristique: c'est une sorte de maigreur, d'état de souffrance, qui rendent les yeux enfoncés, et fait saillir le bord innées est toujours marqué par un développement de chaleur qui dépasse le degré ordinaire de la température du corps. C'est ce que l'on remarque après la syncope, l'asphyxie, ainsi que dans les fièvres d'accès. Ce mouvement excentrique doit être considéré comme un effort que l'organisme opère pour rétablir l'équilibre, en réagissant sur la cause qui avait produit un mouvement concentrique. Cette oscillation marque aussi la période dite de réaction dans le choléra. Elle n'aurait rien de particulier, et le désordre n'irait pas plus loin, si le sang n'avait, avant son retour, perdu ses propriétés stimulantes, et s'il n'était devenu impropre à entretenir la vie! Tels sont encore les caractères propres à la seconde période. C'est aussi pendant la concentration des forces que les vomissemens et les déjections se manifestent comme s'ils étaient le résultat d'efforts sympathiques du centre à la périphérie, car ils sont rares dans la période œstueuse, ou bien alors ils ont changé de nature, et peuvent même faire concevoir des espérances, si leurs produits prennent un aspect bilieux.

Cette différence insolite dans le même acte, qui à une certaine époque serait alarmant, et qui tout à l'heure deviendrait rassurant, indique assez à quelle cause doivent être rapportés ces phénomènes, et surtout s'ils doivent être considérés comme dépendans d'une lésion des tissus.

Voyons maintenant si les causes que nous avons signalées comme prédisposantes du choléra, et sur lesquelles il nous a paru utile d'insister, possèdent réellement l'importance qu'elles ont paru avoir, puisque la cause déterminante spécifique reste entièrement inconnue.

Dans toutes les regions que le choléra a parcourues,

on l'a vu naître des causes qui sont contraires à la pureté de nos humeurs.

Nous l'avons vu également, à n'en pas douter, rechercher de préférence les malheureux, dont les humeurs étaient appauvries par les privations, par les alimens peu réparateurs, par des vêtemens qui n'entretiennent pas les fonctions de la peau, enfin par des habitations malpropres ou encombrées d'animaux.

C'est exclusivement à la funeste propriété qu'elles ont, d'imprimer au sang un mouvement de la périphérie vers le centre, qu'elles doivent être signalées, et mériter toute l'attention des médecins. Nous avons été à même de constater que l'humidité, les exhalaisons méphitiques, l'action des boissons alcooliques, les veilles, les fatigues, la frayeur, etc., exerçaient toutes un effet immédiat sur la peau et sur les fluides, en agissant de la même manière que les miasmes, qui débilitent la surface cutanée, et en reportant vers les centres la somme de vitalité qui lui est départie. C'est ainsi que la régularité ou l'irrégularité de nos fonctions impriment aux humeurs les conditions dans lesquelles s'exercent les mouvemens dont elles proviennent. Il en est encore de même de l'action de l'esprit sur les organes dans l'état de santé, comme dans celui de maladie. Nous n'en chercherons qu'un exemple, déduit de cette influence.

La peur, qui joue un rôle si puissant dans toutes les épidémies, occupe le premier rang parmi les causes prédisposantes du choléra. Les exemples de son influence pernicieuse sur la production des symptômes cholériques se sont offerts en grand nombre pendant le règne de l'épidémie. On peut la considérer comme une puissance oppressive qui glace et arrête les mouvemens de la vie dans toutes les parties, qui enlève à la peau son excitabilité; de là la pâleur, le refroidissement, les sueurs froides, et le tremblement qui se manifestent quand on est soumis à son influence; ses effets sur le centre épigastrique, sur les organes de la circulation, de l'absorption et des sécrétions, ne sont pas moins connus des physiologistes. Elle produit avec promptitude le relâchement des sphyncters, paralyse l'acte de la volonté, interrompt la sécrétion de la salive, d'où naît la sécheresse de la bouche, son amertume, le sentiment de la soif, etc.: tous ces phénomènes n'appartiennent qu'à un trouble général, porté dans l'ordre des mouvemens de la vie.

Toutes ces causes ayant sur la peau une influence négative bien avérée, où chercher ailleurs la solution du désordre? C'est, avons-nous dit précédemment, parce qu'il n'y a plus de sang à la surface, qu'il y en a en trop grande abondance à l'intérieur, et rien de moins surprenant que de le voir occuper la tête, la poitrine, la moelle épinière, et les ramuscules des veines abdominales.

Les symptômes principaux du choléra-morbus asiatique consistent dans le refroidissement de la peau, avec des déjections alvines d'un fluide aqueux, blanchâtre, contenant un dépôt semblable à du riz crevé, et des vomissemens de matières muqueuses incolores.

Ces évacuations, qui se renouvellent fréquemment, s'accompagnent d'un pouls petit, insensible, d'un refroidissement de la langue, qui est blanche ou bleuâtre sans enduit, d'un sentiment d'oppression, d'une soif vive, et parfois d'une chaleur interne insupportable. A ces signes se joignent concurremment une expression particulière du visage bien caractéristique: c'est une sorte de maigreur, d'état de souffrance, qui rendent les yeux enfoncés, et fait saillir le bord inférieur de l'orbite, qui est entouré d'un grand cercle bleuâtre; les paupières sont à demi fermées, et le globe des yeux est entraîné en haut; le nez est alongé et aminci, la bouche est béante, les lèvres violettes, et le visage est couvert d'une sueur froide. La peau des mains a une coloration grise, bleuâtre, ardoisée; elle est diminuée d'épaisseur, elle est exactement appliquée sur les doigts, dont les ongles sont bleuâtres; si on la pince, elle conserve long-temps le pli qu'on lui a imprimé. Une somnolence qui paraît profonde absorbe le malade; sa tête est renversée en arrière, il ressemble à un mourant au dernier degré de l'agonie. Cependant il sort promptement de cet état, si on lui adresse des questions; les réponses sont lentes, mais elles sont justes, et attestent l'intégrité des facultés intellectuelles; la voix est enrouée, cassée; la soif est quelquefois inextinguible, et marquée par une appétence prononcée pour les boissons froides.

Les crampes des doigts et des orteils ou des pieds, se montrent le plus souvent après quelques évacuations; elles arrachent des cris, et forment un des phénomènes les plus aigus de la maladie. Elles avaient plus ordinairement lieu aux jarrets, et nous en avons remarqué dans les muscles droits de l'abdomen à leur point d'insertion au thorax.

Ce symptôme est un de ceux qui s'est le moins constamment offert, et dans trois ou quatre cas seulement nous avons vu débuter la maladie par des contractions musculaires.

Aucun malade ne s'est plaint du refroidissement qu'il éprouvait. Il n'y avait ni frisson ni tremblement, comme pendant l'accès d'une fièvre intermittente; la plupart des cholériques se plaignaient au contraire d'une chaleur générale qui les oppressait et gênait les contractions du diaphragme.

Dans presque tous les cas, on rencontrait les battemens du cœur, sourds, profonds, accélérés, affaiblis, sans embarras de la respiration, qui était un peu plus fréquente, et sans que le thorax ait perdu de sa sonoréité.

Beaucoup de malades ont succombé douze ou quinze heures après l'apparition des premiers accidens, exténués par les déjections et les crampes, mourans, pour ainsi dire, desséchés, avec un état algide et cyanique que rien n'avait pu vaincre, surtout pendant la marche croissante de l'épidémie.

Les phénomènes qui ont été le plus constamment rencontrés, sont : l'absence de la bile dans les déjections, la suppression des urines, des larmes, de la salive, du mucus nasal, etc.

Les symptômes qui étaient les plus communs étaient : la diarrhée, le refroidissement, l'exiguïté du pouls, la blancheur particulière et le froid de la langue; venaient ensuite l'excavation des yeux, la faiblesse de la voix, les vomissemens, l'état cyanique et les crampes

Les cholériques qui atteignaient le deuxième ou le troisième jour succombaient après une rémission de tous les accidens. Les évacuations avaient cessé, les crampes étaient calmées, l'agitation générale et l'anxiété se ralentissaient; dans quelques cas, le timbre de la voix était devenu plus sonore, et une sorte de moiteur bien trompeuse pouvait faire croire à une amélioration. Mais à côté de ce changement, le pouls demeurait misérable, dépressible, fuyant sous les doigts explorateurs; la somnolence, l'oppression, un engourdissement général survenaient bientôt, qui envahissaient toutes les parties; le visage était froid et humide, le corps n'avait plus qu'une chaleur communiquée et réfléchie par les vêtemens de laine ou les corps contenant du calorique qu'on plaçait autour de lui ; la chaleur vitale profonde s'évanouissait, et enlevait toute espérance. Il se faisait à chaque instant des congestions dans les organes en raison de la suspension de l'hématose. Le sang avait perdu sa fluidité et ses vertus réparatrices, la partie séreuse avait été exprimée pour servir aux évacuations, il ne restait plus que les molécules rouges qui stagnaient dans les vaisseaux, et les cholériques cessaient de vivre sans agonie, sans convulsions, sans une de ces secousses qui est le dernier combat d'une partie qui revendique ses droits; la vie manquait partout à la fois, comme si une combustion eût mis en évaporation la masse des fluides, et l'organisme était obligé de s'arrêter.

Une seconde période marquait la marche du choléra; elle apparaissait avec des signes de surexcitation ou de réaction dans un espace de temps qui variait depuis quelques heures jusqu'à deux ou trois jours.

C'était le passage du refroidissement et de l'état cyanique à celui de la chaleur, de la somnolence et de l'immobilité, qui offraient tant de ressemblance avec le typhus.

Cette seconde période se distinguait principalement par une coloration rouge violacée du visage, les yeux excavés, privés de larmes; les vaisseaux de la conjonctive injectés quelquefois d'un seul côté; du mucus adhérait aux cils, les paupières étaient à demi fermées, l'ouverture des narines avait un aspect de sécheresse et comme salie par la poussière; la langue était rouge vers sa pointe, ses papilles bien dessinées, recouvertes d'un enduit poisseux, reluisant, incolore.

la soif très incommode, la voix toujours cassée, le pouls petit, enfoncé, peu fréquent; la peau chaude avec de la moiteur; l'oppression plus grande avec une tendance insurmontable des malades pour se découvrir; la bouche était ouverte, la tête renversée en arrière et la respiration accélérée. L'expression de cette physionomie était générale; elle se retrouvait chez tous les malades, et elle doit être regardée comme essentiellement propre aux cholériques.

Cette période se distinguait encore du typhus, auquel on l'a assimilée, par la facilité et la justesse des réponses. La voix était éteinte, mais point nasillarde; les dents n'étaient point couvertes d'enduit fuligineux, et l'haleine, dans aucun cas, ne nous a paru fétide; les lèvres et la langue n'étaient point tremblotantes, et les malades n'éprouvaient aucune difficulté pour la sortir de la bouche, ou pour fermer les mâchoires.

Il n'y avait ni tremblement des mains, ni soubresauts des tendons, ni mouvemens de carphologie. Le ventre était plat, insensible, sans évacuation d'aucune nature, et nous n'avons observé ni parotides, ni pétéchies, ni escares du sacrum. Le délire, si rare chez les cholériques, était tranquille; c'était une sorte de mussitation insaisissable qui coïncidait avec une petitesse du pouls du plus fâcheux caractère; la peau tendait sans cesse à l'inertie, les agens des sécrétions ne recevaient plus leur part de stimulus; la vie se retirait tantôt vers l'encéphale, tantôt vers la poitrine ou l'abdomen. Cette concentration plus ou moins rapide déterminait le coma ou un râle bronchique, ou des douleurs d'entrailles, qui alimentaient dans quelques cas les scènes tumultueuses qui amenaient bientôt la mort.

Tel était le typhus des cholériques. Cet état ne devait point être considéré comme d'une nature différente du choléra. Il en était une période tout entière, offrant tout autant de danger que le premier degré, et qui ne pouvait pas non plus être regardé comme coutagieux.

Après le dénouement fatal, les phénomènes qui n'appartenaient plus qu'à la mort fournissaient encore de nombreuses observations.

Le visage conservait cet aspect particulier qui servait à faire distinguer le genre de mort auquel l'individu avait succombé; il retenait l'expression d'une profonde souffrance, surtout chez les jeunes enfans. Les yeux restaient plus ouverts que pendant la vie; une ecchymose rougeâtre, disposée en demi-cercle, dont la concavité embrassait la cornée transparente, existait vers l'angle nasal des yeux. De l'écume épaisse très blanche sortait par les narines et par la bouche. La rigidité cadavérique avait lieu promptement, quoique les corps abandonnassent beaucoup plus de chaleur que pendant la vie. On remarquait de larges ecchymoses sur le trajet des veines cervicales, aux mains, à l'extrémité des doigts, sur les cuisses et les pieds. Les doigts étaient fortement contractés, tandis que les orteils étaient très relevés et les talons retirés en haut, et les pieds dirigés en dehors.

Le ventre était plat dans la plupart des cas. Nous n'avons pas eu occasion de remarquer les mouvemens cadavériques des cholériques qui sont le résultat de tressaillemens musculaires et de contractions partielles entretenues par un reste de vie non encore éteinte.

A l'ouverture de quelques corps, pratiquée dès le principe de l'épidémie, les lésions rencontrées dans le canal intestinal nous ont paru insuffisantes pour expliquer une mort si prompte et si extraordinaire. Elles consistaient en des injections, en une teinte foncée par place de la membrane muqueuse, et même il est arrivé qu'on n'y remarqua rien de particulier. C'est presque inutile de faire mention des matières crémeuses qui ont été si généralement rencontrées sur les surfaces muqueuses, ainsi que la constante rétraction de la vessie.

Mais le système vasculaire veineux contenait toujours du sang très noir semi-fluide, grumeleux, très abondant en certains points, tels que les régions lombaire et abdominale. C'est la seule lésion bien évidente qui a frappé notre attention, et à laquelle nous avons rapporté la plupart des désordres fonctionnels que nous avons étudiés.

La convalescence des cholériques méritait autant d'attention de la part des médecins que de docilité de la part des malades. Cette époque était encore parsemée d'écueils, où venaient échouer trop fréquemment les espérances les mieux conçues et les plus chèrement acquises. Comme les diverses périodes qui avaient précédé, la convalescence était soumise à des transmutations nombreuses qui offraient d'autant plus de danger que les malades déjà affaiblis étaient moins capables de résister à de nouvelles secousses.

Tout, dans cette maladie, a dû contribuer à l'avancement de la science en rendant l'observation la première qualité du médecin, en soutenant sans cesse son attention par des modifications organiques, par des sympathies réveillées et par une infinité de caractères phénoménaux qui dépendaient des différens tempéramens ; en exerçant sa sagacité pour pouvoir saisir pendant le désordre des fonctions, la prédominance de tel organe sur tel autre.

Le but était loin d'être atteint, lorsque le froid qui couvrait la peau et plongeait tout le corps dans la stupeur était déjà vaincu, que le retour immodéré du sang vers les parties qu'il avait précédemment abandonnées se produisait avec une pétulance qui faisait appréhender une apoplexie. Il fallait arriver à ce point de régularité où l'excentricité se proportionne à la concentricité, où les sympathies obéissent aux agens qui les provoquent, et jusque là, que d'obstacles à surmonter, que de dangers à éviter à travers une influence épidémique, où tous les moyens propres à régulariser les mouvemens demeurent insuffisans, et ne sont plus soumis aux lois de l'organisme!

Les premiers indices d'une tendance à une amélioration dans le choléra asiatique étaient le retour des pulsations artérielles avec la chaleur, la présence de la bile dans les évacuations, ainsi que la rougeur de la langue. Un signe plus favorable encore, et qui n'a jamais souffert la contradiction, est la réapparition des urines.

A mesure que l'amendement faisait des progrès, le sentiment d'oppression diminuait, les yeux devenaient moins rouges et moins secs ; ils étaient aussi moins enfoncés. Cependant le cercle bleuâtre, et l'excavation des orbites persistaient quelque temps, et conservaient sur la physionomie le cachet cholérique. La voix redevenait plus claire ; mais la tendance au sommeil était toujours invincible. D'autres phénomènes survivaient encore à la période typhoïde ; ils se manifestaient de loin en loin par quelques coliques et de légers vomissemens. Quoiqu'ils inspirassent moins de craintes que dans le principe, ils méritaient la plus grande vigilance, surtout à cause des désirs pour les alimens qui tourmentaient les malades, et qui, satisfaits prématurément, ont été la source de rechutes funestes.

Le premier temps de la convalescence n'était nullement proportionné à l'intensité du mal ; il était généralement court, même chez les malades les plus graves, et variait de six à huit jours.

Le second temps se manifestait par le retour de l'appétit, et l'accroissement rapide des forces, sous l'influence de l'exercice complet des fonctions digestives ; et ce moment était accompli avant le quinzième jour.

Il n'en était pas de même des malades qui n'avaient eu que du gargouillement du ventre, de l'inappétence, des douleurs vagues dans les membres avec brisement des forces. Leur malaise durait plusieurs semaines, et ce n'était qu'après des précautions infinies, des tâtonnemens journaliers qu'ils pouvaient hasarder un peu de nourriture.

C'est ici le cas de faire observer qu'on a confondu l'état des vrais cholériques avec celui des malades qui étaient affectés de gastro-duodénite, marquée d'ailleurs par l'enduit jaunâtre de la langue, la douleur épigastrique, les borborygmes, l'inappétence, la constipation, et une diarrhée alternative, et quelquefois l'apyrexie.

C'est cet ensemble de phénomènes que l'on a désigné sous le nom de cholérine, probablement parce qu'elle régnait aussi épidémiquement. C'est cette forme de l'irritation gastro-intestinale qui produisait des convalescences si longues, si pénibles, qui demandaient tant de soins et de vigilance, qui astreignaient les malades à une sévérité de régime sans laquelle les rechutes étaient si faciles, si graves, et presque toujours au-dessus des ressources de l'art.

C'est aussi le traitement antiphlogistique appliqué à cette même forme qui a valu plusieurs succès prônés avec emphase, et rapportés au choléra par des médecins peu exacts, habitués à adopter des expressions sans cohérence et sans clarté.

Cette méprise fâcheuse n'a fait qu'embarrasser le langage en y introduisant une dénomination qui a été employée généralement sans qu'il soit possible de la comprendre. Que de distinctions n'aurait-on pas pu établir pour satisfaire chaque système, depuis le choléra algide, le sec, l'inflammatoire et la cholérine! Pourquoi avoir détourné les symptômes attribués à la gastro-duodénite pour en faire une maladie nouvelle, et combien ne pourrait-on pas créer de pareilles abstractions, si on s'arrêtait à toutes les petites particularités qui résultent d'un désordre quelconque! Voilà comment il n'y a plus possibilité de s'entendre lorsque les caractères d'une maladie viennent à ne plus être rigoureusement conservés; ils ne forment bientôt plus par leur mélange qu'un assemblage informe d'où sortent des dénominations triviales et vides de sens, selon l'arbitraire des commentateurs, toujours habiles à se ménager le chemin de la victoire. La convalescence des cholériques différait donc autant de celle des malades atteints de gastro-duodénite que ces deux affections présentent de distinctions entre elles.

Ce n'est pas à dire que la convalescence des cholériques mérite moins de soins et de sévérité dans le régime; seulement, bien ménagée, les malades font des progrès très rapides vers la santé en peu de jours, en un temps infiniment plus court que dans toutes les autres maladies du canal intestinal; la gastro-duodénite, par exemple. C'est précisément le contraire de ce qu'on a dit que nous voulons démontrer; c'est sur des faits essentiellement pratiques que repose cette observation.

Dans la prétendue cholérine, les malades étaient astreints des mois entiers au régime le plus austère sans que, au bout de ce temps, on remarquât des progrès bien sensibles vers la santé. Quelquefois, après six semaines, ils pouvaient à peine supporter le bouillon coupé ou l'eau de poulet.

Une remarque résulte encore d'un fait entièrement pratique : c'est que les fonctions de l'utérus, si longues à se rétablir dans les convalescences des voies digestives, n'ont point été dérangées chez les femmes vraiment cholériques.

Qui n'a pas été surpris de la transition heureuse de l'anéantissement complet de toutes les fonctions à leur parfait accomplissement dans un espace de temps qui tenait du prodige? la peau bien réchauffée, les pulsations artérielles redevenues perceptibles, la vie reprenait partout son influence, comme chez les noyés, avec lesquels les cholériques ont plus d'un côté de ressemblance.

Les convalescens n'étaient point impressionnables à l'air froid; ils se tenaient constamment à moitié découverts dans leur lit, se plaignant au contraire d'avoir trop chaud, et ne recherchant aucune condition pour se garantir de l'action de l'air; ce fait, encore en contradiction avec ce que l'on a dit sur la susceptibilité de ces malades, repose entièrement sur des observations pratiques, et comme tel il devait être rapporté.

Le choléra-morbus asiatique est une maladie nouvelle pour l'étude médicale, qui a nécessité de nombreux efforts thérapeutiques pour sa guérison, après lesquels il est résulté comme vérité dominante, qu'il n'existe aucun spécifique, et qu'il ne saurait y avoir de méthode exclusive dans son traitement. Les différences variées des constitutions individuelles, les formes irrégulières de la maladie, ses différentes périodes et leur degré d'intensité, présentent sans cesse des modifications à apporter aux prévisions générales, et des exceptions importantes que le médecin éclairé peut seul distinguer. De même que dans d'autres maladies, ce n'est qu'après une connaissance plus exacte du désordre que les indications ont été puisées, et c'est à la combinaison des moyens appropriés et à leur opportunité, que les succès ont pu être recueillis.

Quand le choléra était déclaré, les secours ont été d'autant plus efficaces qu'ils étaient administrés plus près du temps de l'invasion, et il est d'observation que, dans le commencement d'une épidémie, quel que soit le traitement qu'on mette en usage, on obtient peu de succès, en raison de ce que beaucoup de malades ne demandent des secours que quand leur état est désespéré.

Le choléra étant considéré comme une affection consistant dans un trouble violent de l'hématose, d'où résultaient des mouvemens organiques immodérés, les uns faibles jusqu'à l'excès, les autres forts jusqu'à la violence, c'était à rétablir l'équilibre entre les régions opposées, et répandre l'excitation là où elle était en défaut, à la réprimer quand elle devenait trop intense, que le médecin devait s'attacher comme indication capitale.

Il fallait réchauffer, sans perdre de temps, ranimer la peau, y rappeler les fluides par le calorique, favoriser le retour du sang dans les capillaires, en un mot imiter la vie, et suivre ses mouvemens dans toutes les les parties du corps. Puis venaient d'autres symptômes avec des prédominances relatives qui formaient des indications secondaires, et demandaient une attention tout aussi spéciale que les autres.

Si le siége du choléra-morbus était réellement dans les tissus, pourquoi le plus grand nombre des médecins auraient-ils reconnu la nécessité de varier incessamment les moyens thérapeutiques? N'est-ce pas quand les fluides sont altérés que nos médications pèchent par impuissance, probablement parce que nous ne connaissons pas encore les modificateurs de cet état? Nous voyons journellement toutes les inflammations, les gastro-entérites, même les plus graves, être combattues par un traitement général, par une méthode franche, qu'on suit et qu'on soutient jusqu'à la terminaison. Aucune maladie ne présente de changemens plus rapides que le choléra asiatique; ils se succèdent en un temps très court; aussi dans une épidémie comme celle que nous avons essuyée, il aurait fallu un médecin auprès de chaque malade, afin qu'il pût saisir les variations qui s'opéraient : tantôt c'était la concentricité qu'il fallait modérer, tantôt favoriser l'excitation, et tout à l'heure pousser à la réaction.

L'indication principale dans le traitement du choléra était donc de rendre à la peau la chaleur et la vie dont elle était abandonnée; de là l'avantage incontestable des frictions chaudes et aromatiques, qui doivent être répétées avec persévérance, afin de lutter contre la tendance que la peau présente à perdre sa chaleur; en effet plusieurs malades que l'on croyait suffisamment réchauffés n'avaient réellement qu'une chaleur réfléchie; aussi s'éteignaient-ils au milieu de la sécurité de ceux qui leur donnaient des soins.

Il arrivait néanmoins après la période de froid, un mouvement de réaction analogue à celui qui succède au frisson des fièvres d'accès ou à une syncope; mais la dilatation des fluides qui s'observait alors, dépassait très souvent la somme des efforts nécessaires pour rétablir l'équilibre. Il se formait instantanément des congestions qui devenaient de nouvelles difficultés, tant elles avaient de force, tant la vie était tout-à-coup portée au-delà des besoins de quelques viscères. Faut-il ajouter que très souvent les moyens propres à régulariser les mouvemens demeuraient insuffisans, les sympathies n'obéissaient plus aux agens qui les provoquent, et les forces s'éteignaient bientôt dans l'oppression, concentrées vers un trop petit nombre d'organes; c'était tantôt par inertie, et tantôt par violence, que le désordre prenait naissance et disparaissait.

Après l'indication la plus physiologique, qui était de réchauffer un corps glacé, venait la nécessité d'arrêter à tout prix les évacuations alvines et les vomissemens qui précipitaient et ruinaient les forces. On y parvenait par plusieurs moyens, tels que : les boissons aromatiques, l'ipécacuanha, les lavemens anodins ou astringens, et les ventouses mouchetées à l'épigastre.

On reconnut bientôt la nécessité de priver les malades de boissons, ou plutôt de ne leur en permettre qu'en très petite quantité, pour ne pas provoquer les contractions de l'estomac, tendant toujours à répéter les mêmes actes.

Ces boissons, la plupart aromatiques, comme l'infusion de menthe ou de camomille, furent données chaudes dans l'intention de ramener la chaleur et de provoquer la transpiration. On s'aperçut de même qu'il y avait plus d'avantage à les donner froides et à leur substituer l'eau de riz gommée ou acidulée.

Des vieillards refroidis, dont la peau était sèche et la langue saburrale, ont pris l'ipécacuanha en poudre à la dose de vingt-quatre grains, en deux ou trois fois. Cette substance, contenue dans un véhicule, provoquait quelques vomissemens immédiats; mais après cette action, succédaient la chaleur, la moiteur, la suspension de la diarrhée et des évacuations. Il en a été de même chez quelques enfans peu irritables, mal nourris : l'ipécacuanha, après avoir provoqué instantanément deux ou trois évacuations, faisait cesser le vomissement et le dévoiement cholérique, amenait la chaleur qu'il était toujours si difficile d'établir, et le malade passait ainsi de la situation la plus alarmante à une plus favorable. Nous pourrions citer plusieurs faits bien remarquables de la réussite de ce moyen.

Une des médications les plus puissantes qui aient été employées pour calmer les vomissemens et modérer l'étouffement, est sans contredit les ventouses mouchetées sur la région épigastrique. Quoiqu'elles donnassent issue en général à une très petite quantité de sang, elles produisaient néanmoins un effet salutaire qu'il était impossible de ne pas reconnaître. Leur application a, dans quelques cas, fait disparaître des contractions visibles des muscles droits de l'abdomen, qui donnaient lieu à de vives angoisses. Elles servaient encore à rappeler le sang à la périphérie, en établissant une dérivation qui suivait leur action, car à peine en sortait-il des incisions ; il était toujours noir, épais, avec une grande facilité pour la coagulation.

On avait recours aux lavemens composés de décoctions de têtes de pavot et d'amidon avec addition d'une préparation d'opium pour calmer les évacuations alvines. Cette médication ne répondait pas toujours à l'effet qu'on avait droit d'en attendre, et obligeait de recourir à des substances plus énergiques. C'est ainsi que l'extrait de ratanhia à la dose d'un demi gros jusqu'à deux gros, dans un véhicule émollient, parut propre à arrêter le dévoiement qu'il était toujours urgent de faire cesser. Ce moyen a produit quelques heureux résultats, ainsi que le sirop de valériane ajouté aux boissons.

Ces premiers symptômes étant apaisés, c'est-à-dire

la peau réchauffée, les vomissemens et le dévoiement calmés, le pouls redevenu perceptible et d'une certaine consistance, il fallait veiller à ce que la réaction qui s'opérait ne produisît pas de congestions vers le cerveau ou vers le ventre, et un autre traitement était indispensable.

C'est alors qu'on voyait tout-à-coup le visage se colorer d'un rouge vineux, les paupières devenir pesantes, la somnolence s'établir et l'étouffement produire de nouveaux tourmens.

Le temps était venu d'avoir recours aux boissons tempérantes, mucilagineuses, aux applications rubéfiantes, aux sinapismes, à l'eau froide sur le front, sur l'épigastre, aux sangsues apposées derrière les oreilles, à l'épigastre, au siége, en se dirigeant sur le point où l'incendie menaçait d'être plus violent, et surveillant les mouvemens des organes, abreuvés de nouveau par un sang peu réparateur, et en modérant leurs besoins par la saignée générale qui devenait un grand bienfait.

On a hésité quelque temps avant de recourir à ce puissant moyen d'action sur la circulation, et l'embarras était de choisir le moment où il devait avoir son application.

La saignée a été conseillée pendant la période algide du choléra, quoique le sang ne sortît pas toujours, et quoiqu'on ne la pratique pas sans crainte pendant la période de froid des fièvres d'accès, et il n'est pas à notre connaissance qu'elle ait pu vraiment être utile à cette époque de la maladie. L'ayant considérée comme impropre à rétablir la circulation générale, pensant que ceux qui vantaient son efficacité pendant cette période n'avaient point assez réfléchi que le sang qu'ils proposaient de retirer était le bien de la peau, qu'elle-même en avait le plus grand besoin, qu'il était plus rationnel de le rappeler là où il manquait, car il ne devenait nuisible que parce qu'il était en excès ailleurs; nous n'avons pratiqué la saignée que quand la réaction a été complète, car alors elle servait à retirer le sang qui ne peut plus être ramené à la peau, et qui surcharge les vaisseaux profonds. Ce qui ne veut pas dire pour cela que le choléra-morbus soit un état inflammatoire, pas plus que la peste, que la rage, la variole, etc., que ce moyen n'a, et n'aura jamais qu'une valeur relative et proportionnée à des indications très variables. Au début de la maladie, avant le refroidissement, et le pouls offrant encore de la consistance, la saignée a eu des résultats avantageux, ainsi que nous en avons cité un exemple bien remarquable.

Après l'emploi de la saignée, qui pouvait être répétée plusieurs fois suivant les indications, il restait à réveiller la sensibilité générale, à dominer l'étouffement, et à dissiper cette somnolence dont le retour était si prompt, et la présence si opiniâtre. Ces indications pressantes obligeaient de recourir aux excitans externes les plus actifs, aux rubéfians les plus puissans, et dans le nombre de toutes les substances douées de propriétés analogues, employées tour à tour dans ce but, il n'y a réellement que le liniment de Petit, et surtout le vésicatoire appliqué sur la région lombaire, qui nous aient paru dignes de fixer l'attention des praticiens.

Avec cette marche bien combinée, modifiée suivant les occasions, il était possible de parvenir à régulariser les mouvemens des organes, à les fortifier ou à les affaiblir.

L'ordre et l'équilibre réglaient des fonctions frappées d'inertie, l'exhalation et l'absorption reprenaient leur action, tous les agens de la vie retrouvaient leur emploi, les larmes reparaissaient sur des yeux desséchés, les follicules versaient le mucus sur des membranes arides, la salive humectait la bouche, la bile coulait en quantité suffisante, et l'urine reprenait son cours: tout resaississait ses droits de vie, et la plus terrible des maladies s'évanouissait repoussée par tous les organes réveillés, et dégagés de leur oppression: c'était le réveil de la nature après un puissant hiver.

FIN.

www.ingramcontent.com/pod-product-compliance
Ingram Content Group UK Ltd.
Pitfield, Milton Keynes, MK11 3LW, UK
UKHW020213200726
13856UKWH00004B/1368

9 782013 56169